OBSERVATIONS

DE

GRAVELLES RARES

GRAVELLE PILEUSE
CALCULS SE DIVISANT SPONTANÉMENT DANS LA VESSIE

RECUEILLIES

A CONTREXÉVILLE

PAR

Le docteur A. E. DEBOUT

Médecin inspecteur des eaux de Contrexéville,
Membre de la Société d'hydrologie médicale et de la Société
de médecine pratique de Paris,
Chevalier de la Légion d'honneur, etc.

PARIS

ADRIEN DELAHAYE, LIBRAIRE-ÉDITEUR
PLACE DE L'ÉCOLE-DE-MÉDECINE

1872

OBSERVATIONS

DE

GRAVELLES RARES

GRAVELLE PILEUSE
CALCULS SE DIVISANT SPONTANÉMENT DANS LA VESSIE

RECUEILLIES

A CONTREXÉVILLE

PAR

Le docteur A. E. DEBOUT

Médecin inspecteur des eaux de Contrexéville,
Membre de la Société d'hydrologie médicale et de la Société
de médecine pratique de Paris,
Chevalier de la Légion d'honneur, etc.

PARIS

ADRIEN DELAHAYE, LIBRAIRE-ÉDITEUR

PLACE DE L'ÉCOLE-DE-MÉDECINE

1872

OBSERVATIONS

DE

GRAVELLES RARES

GRAVELLE PILEUSE
CALCULS SE DIVISANT SPONTANÉMENT DANS LA VESSIE

RECUEILLIES

A CONTREXÉVILLE

ET LUES

A la Société d'hydrologie médicale de Paris, dans sa séance
du 5 février 1872

Par le docteur A. E. DEBOUT

Les observations de gravelle pileuse sont rares, et non moins rares celles de calculs se divisant spontanément dans la vessie.

Ayant eu la bonne fortune d'en observer quelques cas à Contrexéville, je pense, en les rapportant, contribuer à éclairer, par la discussion que pourra soulever cette communication, la question si controversée de la gravelle pi-

leuse et celle non moins obscure de la cause du morcellement des pierres dans la vessie. Du reste, trois des quatre
observations qui sont relatées ci-après ont des pièces à l'ap-
pui que je mets à la disposition des membres de la Société
qui désireraient en prendre connaissance.

Les deux premières observations ont trait à la gravelle
pileuse. — Depuis Hippocrate (1) et Avicenne (2), les au-
teurs ont souvent parlé de la pilimiction, mais le mémoire
le plus complet et le plus récent sur ce sujet est celui que
M. Rayer présenta, en 1850, à la Société de biologie. Ce
travail fut cité et résumé par M. le professeur Broca, dans
la séance du 17 juin 1868 de la Société de chirurgie,
à propos d'un nouveau fait de pilimiction observé chez un
de ses malades.

Voici du reste cette communication, dont nous sommes
loin de partager les conclusions :

« J'ai été, dit M. Broca, consulté par un homme de
soixante et un ans qui, au commencement de l'année 1865,
eut un écoulement muqueux, qu'il attribua à des pertes sé-
minales. Il avait, en même temps, de fréquents besoins
d'uriner ; la miction était douloureuse. Avec les mucosités,
il rendit bientôt du sable, des graviers et enfin des poils. A
la suite d'une saison passée aux eaux de Contrexéville, il
y eut un peu d'amélioration, mais les accidents conti-
nuèrent ; le malade rendit encore des poils et ce qu'il ap-
pelait des graviers par l'urèthre. J'examinai quelques-uns
de ces graviers, que le malade avait réunis dans une boîte.
Plusieurs ressemblaient à des coquillages très-fins plus ou
moins contournés ; l'un d'eux avait une largeur de quatre

---

(1) *Aphorismes*, 76, sect. IV, trad. Lallemand. Paris, 1839. — Littré,
OEuvres d'Hippocrate, t. IV. Paris, 1844.

(2) *Libri in re medica*. Venetiis, 1564.

millimètres. J'en fis des préparations que je plaçai sous l'objectif du microscope. Je vis alors que le tissu était formé d'éléments cartilagineux en certains points infiltrés de calcaire. Les poils n'avaient rien de particulier dans leur structure. Ces fragments d'os et ces poils viennent donc d'un *kyste fœtal en communication avec les voies urinaires*.

Dans son mémoire, Rayer rapporte des exemples de pili-miction; mais il n'avait pas observé dans l'urine des fragments de squelette; on les trouvait à l'autopsie, mais leur volume trop considérable s'opposait à leur sortie par l'urèthre. N'ayant jamais rencontré dans les cas de pilimiction des kystes fœtaux chez l'homme, Rayer les divisa en deux classes.

La première, qu'il appela trichiasis des voies urinaires, serait caractérisée par l'expulsion, par l'urèthre, de poils nés sur la muqueuse des voies urinaires. Les faits sont en assez grand nombre, mais la plupart, c'est toujours M. Broca qui parle, manquent du contrôle microscopique, et il est possible que l'on ait pris pour poils des mucosités allongées. En outre, aucune observation n'est accompagnée d'autopsie montrant les poils implantés sur la muqueuse urinaire; enfin il faut se mettre en garde contre les erreurs et les supercheries. Dans un cas cité par Civiale, les poils avaient été introduits par la sonde dans la vessie. Une autre fois un calcul extrait de la vessie d'une dame avait pour noyau une mèche de cheveux; on crut à un trichia-sis; mais la mèche était attachée au moyen d'un fil. Il faut donc se garder, dit toujours M. Broca, de croire à toutes les observations de trichiasis, mais elles sont si nombreuses et la supercherie est si difficile chez l'homme, que Rayer croyait à l'existence du trichiasis. Au moyen du fait qu'il vient de citer, M. Broca croit que ces cas sont susceptibles de recevoir une autre explication.

Dans sa deuxième classe, Rayer range les exemples de pilimiction qui, d'après lui, n'a été observée que chez la femme. Les cinq observations qu'il publie, et dont quatre ont été suivies d'autopsie, montrent qu'il avait affaire à des kystes fœtaux en communication avec les voies urinaires, et l'auteur attribue ces kystes à des grossesses extra-utérines.

Telle n'est pas l'opinion de M. Broca, qui a observé des kystes semblables chez des filles impubères. « D'ailleurs, ajoute-t-il, l'observation précédente montre que ces kystes peuvent exister chez les hommes comme chez les femmes, et il se demande si les trichiasis urinaires des hommes ne sont pas des pilimictions fœtales. »

Quelque respect que nous ayons pour l'opinion de M. le professeur Broca, nous ne croyons pas possible d'expliquer les deux faits qui vont suivre par des kystes fœtaux, et nous serions plutôt tenté d'admettre l'opinion de M. Bichat, qui dit :

« Quelquefois il se forme des poils à la surface interne des muqueuses; on en a vu dans la vessie, l'estomac et les intestins. J'en ai trouvé sur des calculs des reins (1). »

Cependant il est difficile d'admettre que la muqueuse des voies urinaires ait fourni une quantité aussi considérable de poils que celle que nous montre le malade de l'observation qui va suivre. Un fait également curieux à noter est que ces poils n'avaient pas tous la même couleur ni le même diamètre.

Enfin, messieurs, je me propose plus d'apporter des faits qui puissent donner matière à discussion, que de poser moi-

____

(1) *Anatomie générale*. Paris, 1830, t. IV, p. 354.

même des conclusions, alors que les observations que j'ai recueillies ne me permettent pas plus d'en formuler, que les faits de MM. Rayer et Broca ne les ont amenés à établir d'une manière certaine le mode de formation des poils émis dans les urines.

Les deux faits qui suivent sont des plus simples : du sable et des graviers uriques, accompagnés de poils très-abondants dans la première observation, beaucoup moins dans la seconde, sont émis sans grandes difficultés par deux hommes qui jouissent d'une santé relativement très-bonne. A quelle cause faut-il attribuer cette affection bizarre ? Je ne doute pas qu'il faille écarter tout d'abord l'idée de kystes fœtaux ; mais, je le répète, l'abondance des poils dans le premier cas permet presque aussi difficilement d'adopter absolument l'opinion de Bichat. C'est donc une solution à chercher ensemble lorsque vous aurez pris connaissance des faits, et que vous aurez vu les produits du malade dont je commence l'histoire.

OBSERVATION I. — M. G..., homme de cinquante-deux ans, vigoureux et bien constitué, vient à Contrexéville en 1870, pour la première fois. Ce malade se plaint de maux de reins datant de deux ans et devenus presque continuels. Il expulse, avec les urines, du sable urique mêlé à des poils de grosseur et de couleur variables. — Contrairement aux cas cités par Rayer et à celui qui va suivre, l'acide urique n'adhère pas à ces poils. — Le malade, qui a été frappé de ce dépôt, en a recueilli une assez grande quantité en petits paquets séparés, et nous les présente avec la date de l'émission des produits pathologiques. Soumis à l'usage progressif de l'eau de Contrexéville en boisson, en bains, puis en douches rénales, il expulsa, pendant les huit premiers jours de son séjour dans cette

station, une certaine quantité de poils mêlés à de l'acide
urique que nous pûmes facilement recueillir. Après ces
huit jours les poils disparurent ainsi que les maux de reins,
et le malade, qui appartenait à l'armée, ne revint plus à
Contrexéville depuis cette époque.

OBSERVATION II. — M. C..., âgé de quarante-six ans, est
un homme nerveux et bien constitué. Venu il y a quatorze
ans à Contrexéville pour la première fois, à la suite de plusieurs crises néphrétiques et de quelques légers accès de
goutte articulaire, il y suivit, pendant quatre années, un
traitement hydro-minéral et expulsa, sous l'influence de sa
dernière cure, une petite masse dure du volume d'un pois,
formée d'un magma de poils et de sable urique. Il avait
antérieurement rendu, avec le sable qui abondait dans ses
urines, des poils isolés, mais n'y avait point fait attention,
pensant que ces poils venaient du pubis; mais alors que
son attention eut été éveillée par l'expulsion de la petite
boule dont nous venons de parler, il remarqua que les poils
du pubis flottaient sur l'urine, tandis que les poils venus de
la vessie étaient déposés dans le fond du vase. Il ne nous
a pas été donné de vérifier cette assertion du malade.

A la suite de ces quatre saisons, le malade passa sept
années sans ressentiment de goutte ni de coliques néphrétiques; il émit cependant encore du sable, et avec ce sable
quelques poils dans les urines.

Revenu à Contrexéville, en 1869, pour y rétablir son
estomac qui, depuis la mort de sa femme, survenue en
1866, était affecté de dyspepsie et sur lequel, lors de ses
premières visites, l'eau du Pavillon avait eu un effet salu-
taire, il y obtint le résultat qu'il désirait et partit guéri,
mais au bout de quatre mois le mal revint. Après une
deuxième cure faite en 1870, dix mois se passèrent sans

souffrances malgré les pénibles émotions qu'amenèrent la guerre et l'occupation de sa résidence ; une troisième saison, en 1871, laisse espérer une guérison définitive.

Les coliques néphrétiques n'ont plus reparu, le malade a toujours continué à rendre, de loin en loin, un peu de sable et quelques poils. Une fois, entre autres, le malade expulsa, non sans une vive douleur dans le canal, un poil qui présentait, dit-il, l'aspect d'un chapelet dont les grains étaient formés d'acide urique.

Le travail que j'ai l'honneur de présenter à la Société comprend deux autres observations. Elles ont trait aux calculs se divisant spontanément dans la vessie.

L'histoire de ces calculs est au moins aussi obscure que celle de la gravelle pileuse, et cependant, sans remonter aussi loin, on trouve déjà, en 1671, le récit d'Olaüs Borrichius, qui rapporte l'observation d'un enfant de six ans qui rendait des morceaux d'une pierre qui s'était brisée dans la vessie.

Depuis cette époque les faits ne manquent pas, mais bien une explication plausible de ces faits. La contraction de la vessie, pas plus que l'interposition de couches de mucus, l'imbibition ou l'influence du temps ne suffisent à expliquer ces cas bizarres de morcellement des pierres, qui se fait aussi bien hors de la vessie, comme le montre le cas cité par M. Cross.

Sans vouloir ici faire l'historique de cette question, nous relaterons ce fait, qui est en quelque sorte un cas type de fracture spontanée des calculs. Ce chirurgien trouva dans la vessie d'un septuagénaire 22 pierres ; l'une de ces pierres se cassa d'elle-même peu de temps après l'extraction. Les 21 autres purent être rajustées de manière à donner la certitude qu'elles avaient appartenu à trois calculs semblables au premier, mais réduits, l'un en quatre, l'autre en huit, le troisième en neuf morceaux. Les fragments des derniers étaient aigus et accusaient une fracture récente ; les autres, plus anciens, étaient recouverts d'une légère couche phosphatique. Le volume de chacun des calculs primitifs était celui d'un œuf de pigeon. Ils étaient formés d'acide urique et d'un peu d'oxalate de chaux.

D'autres cas du même genre ont été rapportés par Tulpius Detharding, Geoffroy, Whytt, Rousseau, et de nombreux spécimens existent, soit dans les collections particulières, soit dans les musées. On en voit entre autres un assez grand nombre dans la collection fondée par M. Civiale, à l'hôpital Necker.

Ce ne sont donc point les faits qui manquent, mais bien encore une explication. Ce qui contribue à la rendre difficile, c'est la confusion que l'on peut faire des calculs qui s'exfolient avec ceux qui se brisent ; cependant on peut dire, d'une manière générale, que chez les premiers les phosphates dominent, tandis que les seconds sont, en général, presque exclusivement composés d'acide urique, d'urates ou d'oxalates.

Dans l'un des cas qui vont suivre, on peut précisément songer à une exfoliation, quoiqu'un noyau accompagne les fragments qui ont été rendus par le malade. Dans l'autre, au contraire, la cassure est nette et ne permet plus cette supposition. Dans l'observation IV, en particulier, le petit volume du calcul ne permet point d'admettre la fracture par contraction vésicale.

Du reste, messieurs, je le répète, c'est moins pour donner que pour provoquer une explication que j'ai recueilli les observations suivantes :

OBSERVATION III. — M. G..., homme de cinquante ans,

de bon tempérament et de robuste constitution, a vu, depuis 1868, dans ses urines, de l'acide urique en petite
quantité; en mai 1869, il expulsa, non sans difficulté et
après une hématurie assez abondante, un gravier composé
exclusivement d'acide urique, et dont la présence dans la
vessie n'avait jusque-là donné lieu à aucun symptôme ap-
préciable. Venu, en juillet 1869, à Contrexéville, il y suivit sans incident notable une cure de vingt et un jours. Les
urines restèrent limpides pendant toute la durée du traitement et sans dépôt d'aucune sorte. Huit jours après son
retour il expulsa sans difficulté, dans la même journée,
trente-deux graviers; puis le lendemain quatre autres qui,
un moment arrêtés dans la verge, ne nécessitèrent cependant aucune intervention chirurgicale.

Ces graviers, dont j'ai d'ailleurs quelques spécimens à
présenter à la Société, semblent aussi appartenir à la caté-
gorie des graviers se divisant spontanément dans la vessie
— soit par exfoliation, soit par rupture — semblables à
des fragments de coque d'amande; ils étaient accompagnés
de trois noyaux parfaitement sphériques et du volume d'un
pois, mais il était impossible de reconstruire les calculs en
juxtaposant les morceaux. Les parties périphériques sont
composées de phosphates, et les noyaux d'acide urique et
d'urates.

OBSERVATION IV. — M. A..., ancien avoué, âgé de soixante-
cinq ans, a une bonne constitution et un tempérament
sanguin. Il se rend à Contrexéville le 30 juillet 1869. Ce
malade a éprouvé, il y a dix ans, plusieurs hématuries
sans douleurs d'aucune sorte, qui cédèrent à l'emploi de
bains et ne reparurent que l'année suivante. M. A... rendit
à cette époque, toujours sans douleur, une certaine quantité de sable urique dans ses urines. En 1863, il ressentit

dans le côté droit, sur le trajet de l'uretère, des douleurs vives qui furent suivies de l'expulsion de deux concrétions uriques du volume d'un petit haricot. En 1865, M. A... eut de nouvelles hématuries, sans douleurs intenses de rein ni de côté, et rendit du sable et des graviers en assez grande quantité. Il éprouva à cette époque des douleurs au niveau du col de la vessie. Enfin, en mai 1869, à la suite de l'expulsion de graviers, il eut une crise de dysurie qui dura cinq jours, et depuis ne put faire usage de la voiture sans voir survenir une hématurie. Depuis huit ans, M. A... se rendait tous les ans à Vichy, et faisait usage aux repas de l'eau des Célestins.

L'urine du malade est claire, les besoins d'uriner fréquents, la nuit surtout, six fois en moyenne. M. A... ressent impérieusement ce besoin chaque fois qu'il monte un escalier. L'urine est d'ailleurs, dit-il, lente à venir et le jet faible. A part ces troubles du côté des organes urinaires, la santé générale est satisfaisante. L'estomac est bon, on observe seulement une tendance assez marquée à la constipation. Ajoutons que M. A... s'est toujours refusé et se refuse encore à une exploration de la vessie, bien indiquée cependant par les différents symptômes que nous venons de noter.

Quoique notre malade ne présentât pas le cortége complet des signes rationnels d'un calcul vésical, nous croyions néanmoins à l'existence d'un corps étranger dans le réservoir urinaire et, dans l'impossibilité de nous en assurer directement, nous fîmes commencer à M. A... un traitement hydro-minéral dans le but de démasquer la présence de ce corps étranger, ainsi que le fait tous les jours la source du Pavillon à l'égard des calculs ignorés ou douteux. Mais, à notre grande surprise, au lieu de voir les symptômes s'accentuer davantage, nous les vîmes diminuer, et tous les deux ou trois jours M. A... nous apportait, non pas des graviers, mais des fragments de calculs de forme bizarre, ronds, lisses, uniformément grisâtres sur une de leurs faces convexes, et offrant sur les trois autres, disposées en coin et par conséquent planes, l'indice d'une stratification disposée par couches de nuances diverses.

Malgré cette disposition, l'analyse que nous en avons faite avec notre regretté confrère le docteur Chalvet, a démontré qu'ils étaient à peu près exclusivement composés d'acide urique.

Chacun de ces fragments, qui étaient au nombre de six, porte au centre une petite cupule qui laisse supposer l'existence d'un noyau de la forme d'un grain de seigle. Quant au calcul, il pouvait avoir le volume d'un noyau de datte. Nous n'avons pas recueilli le noyau qui a pu passer inaperçu, car tous ces fragments étaient rendus sans douleur.

A la suite de cette évacuation, le malade vit son état s'amender, les symptômes de dysurie disparurent ainsi que les hématuries, et lorsque M. A... quitta Contrexéville, il n'urinait plus qu'une fois la nuit, et put, sans inconvénient, faire deux promenades de plusieurs heures en voiture.

Il m'a été donné d'observer encore un fait de ce genre dans la clientèle d'un de mes confrères, à Contrexéville, le docteur Leclerc. — Il s'agit cette fois d'un seul fragment beaucoup plus volumineux que les précédents, puisqu'il atteignait le volume d'une grosse noisette, et qui fut rendu par un ecclésiastique sous l'influence de la cure hydro-minérale. Ce fragment présentait la même disposition et appartenait évidemment à un calcul brisé spontanément. Il en existait chez ce malade un ou plusieurs autres dans la vessie, car il présentait tous les symptômes de la pierre, et mon confrère, après en avoir constaté la présence, dut faire interrompre la cure, la dimension des autres fragments ne permettant pas d'espérer leur sortie par les voies naturelles sans une opération préalable.

Tels sont, Messieurs, les faits que j'ai pu recueillir et que j'ai rapportés, je le répète, non pour en donner, mais pour en provoquer l'explication. — J'ajoute, en terminant, que si j'avais douté de la bonne foi d'un seul des malades dont j'ai cité l'histoire, je me serais abstenu de vous la rapporter, ce que j'ai fait d'ailleurs pour un troisième fait de gravelle pileuse qui m'a paru douteux.

OUVRAGE DU MÊME AUTEUR

Des eaux minérales de Contrexéville et de leur emploi dans le traitement de la gravelle, de la goutte, du catarrhe vésical, etc., 2ᵉ édition. Paris, Adrien Delahaye, 1872.

281

OUVRAGE DU MÊME AUTEUR

Des eaux minérales de Contrexéville et de leur emploi dans le traitement de la gravelle, de la goutte, du catarrhe vésical, etc., 2ᵉ édition. Paris, Adrien Delahaye, 1872.

PARIS. — IMPRIMERIE DE E. MARTINET, RUE MIGNON, 2.